DISSERTATION

SUR

L'ÉTAT ASTHÉNIQUE, DIRECT OU PRIMITIF,

PAR M. GÉRARD,

DOCTEUR EN MÉDECINE A ÉTAIN, CHEVALIER DE LA LÉGION-D'HONNEUR.

La Société de médecine de Bordeaux avait proposé pour 1827 la question suivante: *Existe-t-il un état asthénique primitif*, etc.? Les mémoires envoyés au concours n'ayant pas satisfait cette société, la même question fut reproduite en 1828, et devint l'occasion de la présente dissertation.

Mon but en traitant ce sujet fut d'abord de prouver qu'en raisonnant dans une hypothèse fausse, il était impossible d'arriver à une bonne solution. Je vis bien que la société ne prenait pas le mot d'asthénie primitive dans l'acception précise de son auteur, parce que le système de Brown est passé de mode depuis long-temps, et qu'il était contre les règles de la logique de demander, dans cette hypothèse, s'il existait un état asthénique direct ou primitif.

Il était donc évident qu'il s'agissait de la doctrine de l'irritation, qui dans sa forme actuelle rend fort difficile l'explication des maladies abirritatives primitives : on désirait savoir s'il n'était pas possible de faire quelque correction à ladite doctrine.

J'ai répondu affirmativement que non; la conception comprenant, comme celle de Brown, l'état asthénique primitif, on est forcé de l'admettre. Il n'y a pas à composer pour quiconque sait raisonner; cependant la manière dont la question était posée fesait assez connaître que les auteurs ne voulaient admettre l'asthénie que secondairement. Cette assertion a été confirmée par leur jugement, le premier prix ayant été donné au mémoire qui soutenait cette hypothèse.

Cependant les idées systématiques ne pouvant avoir de valeur réelle que dans l'hypothèse même, il fallait admettre le système de Brown ou la doctrine, c'est-à-dire l'asthénie directe ou primitive, ou produire un autre système, il n'y avait pas de milieu.

Dans l'intime conviction que les deux conceptions dont il s'agit sont également vicieuses, je savais ne pouvoir arriver à une solution qui pût contenter la société, mais je jugeai que mon travail ne serait pas inutile pour la science.

Il s'agissait donc de prouver par la seule force du raisonnement que les deux hypothèses dont il s'agit étaient vicieuses; cette preuve établie, il en résultait que l'observation des faits devenait tout-à-fait inutile, puisque la question ne pouvait être de son ressort.

On jugera si j'ai donné des preuves péremptoires que les deux systèmes dont il s'agit sont défectueux. Il restait donc à établir une théorie nouvelle, c'est ce que j'ai fait dans la seconde partie de cette dissertation qui paraîtra dans un des prochains numéros de ce journal. J'ai reproduit l'hypothèse que j'ai déjà exposée dans deux dissertations insérées dans le journal général de médecine, années 1823—24, savoir : que si l'excitabilité est une propriété de la substance organique, l'antagonisme ou l'opposition est une loi de l'organisation ; que tous les systèmes de nerfs et de vaisseaux tirant leur force ou la cause de leurs mouvemens d'une source commune, ou premier processus, on ne peut concevoir le jeu de la machine entière sans admettre cet antagonisme ; que d'ailleurs l'idée même de machine implique cette conception, car on ne peut imaginer de mécanisme sans l'idée de forces contraires ou opposées ; que l'équilibre entre les diverses parties résulte du degré relatif ou proportionnel de l'excitation.

Cette hypothèse explique comment l'excitation augmentée dans un système de nerfs et de vaisseaux, ses annexes ou satellites, peut enrayer l'action d'un système opposé, ou d'une autre portion d'un même système, suivant l'occurence ; comment un système diminuant ou cessant son action (asthénie directe toujours partielle), un autre ou une portion différente du même augmente la sienne par cette même raison.

On conçoit que la cause d'une maladie peut être dans un système actuellement en repos, et les mouvemens exaltés ou maladifs dans un autre.

Il est inutile de recourir à la colère d'une archée

comme Vanhelmont, ou à la révolte de la nature comme M. Broussais. Un système de médecine ne peut être qu'une conception de la mécanique animale, dans son état normal pour la physiologie, dans ses dérangemens pour la pathologie. On a droit d'exiger que dans un tel système le jeu des parties principales au moins soit expliqué dans les deux catégories, et que les explications résultant des principes s'accordent avec les faits et les expliquent *à priori*.

Il nous semble que notre hypothèse a toutes ces conditions; qu'elle donne une explication facile des tempéramens naturels ou acquis, des divers dérangemens qui surviennent dans le cours de la vie ellemême, et enfin de la mort.

Elle a sur celle de Brown, qui en a fourni les principes (je me plais à le proclamer), l'avantage d'être d'accord avec les faits (1); en outre, sur celle de M. Broussais, d'avoir une forme vraiment systématique. L'auteur que je cite a perdu cette forme en ôtant le terme moyen de Brown, c'est la véritable raison pour laquelle il ne peut expliquer les maladies abirritatives, et accorder les faits avec la théorie; c'est un trop bon esprit pour ne pas le reconnaître,

(1) On pourra, si on le veut, considérer notre conception comme le perfectionnement du système de Brown, qui se trouvera alors complet et en harmonie avec les faits. Il est entendu qu'il ne s'agit pas ici de la thérapeutique qui est de sa nature une partie de la médecine toute expérimentale, et ne se rattache que secondairement et comme moyen à un système de mécanique animale.

Je n'ai pas besoin d'ajouter que la Société de médecine de Bordeaux n'a fait aucune mention de mon mémoire, puisque si elle avait pu entrer dans mes idées elle n'aurait pas posé la question de la manière qu'elle l'a fait.

Existe-t-il un état asthénique primitif? S'il existe, en indiquer le caractère, et l'étudier dans les divers organes. Admettre que l'excitabilité est une propriété inhérente aux corps vivans, et qu'en dehors de ceux-ci des puissances excitantes, agissant sur cette propriété, produisent l'excitement ou la vie; admettre que la santé résulte du degré moyen de cet excitement, la disposition à la maladie et la maladie elle-même des degrés en-deçà et au-delà; c'est reconnaître implicitement l'existence d'un état asthénique direct ou primitif, puisque l'idée d'un tel état est comprise dans la conception de Brown, et constitue une partie principale du système de cet auteur.

En demandant aujourd'hui si un tel état existe, la Société fait assez connaître que les propositions susdites ne lui paraissent pas suffisamment établies; dans le cas contraire elle n'eût pas fait cette question. Il s'agit donc d'examiner de nouveau si le système de Brown est vrai ou faux; car s'il est vrai, il existe un état asthénique direct ou primitif, et s'il ne l'est pas, il n'en existe pas. Voici, ce me semble, la question réduite à ses termes les plus simples.

Ce système de Brown a été considéré comme une des belles productions de l'esprit humain, les principes du médecin écossais ont excité un grand enthousiasme dans le monde savant et médical; l'obscurité des anciennes doctrines semblait alors prêter de l'éclat à la nouvelle, et l'on crut enfin avoir trouvé un fil pour sortir du labyrinthe. De toute part on appliqua cette théorie à la pratique, et le succès, ainsi qu'il arrive toujours, surpassa les espérances; le moindre clerc fit des miracles, tant est grande la force de l'imagination. Ce fut cependant par la pratique que commença le désenchantement; les revers portent l'esprit à la réflexion, et l'expérience n'est pas perdue pour tous les hommes.

Néanmoins, quoique l'on sentît assez généralement qu'il devait y avoir quelque chose de défectueux, soit dans les principes mêmes, soit dans l'application de la thérapeutique aux principes, les têtes systématiques sont encore dominées irrésistiblement par les principes de Brown. La doctrine de l'irritation, qui, à l'aide d'une thérapeutique différente, paraît l'emporter aujourd'hui, n'est autre que le système du médecin écossais exprimé en d'autres termes, et je maintiens que, sous le point de vue systématique, la doctrine de l'excitabilité est supérieure à celle de l'irritation; mais n'anticipons pas. Il est probable que l'excitation résulte de l'action de deux principes ou inconnus; il est certain que tout processus est susceptible d'augmentation ou de diminution. On peut supposer que la santé résulte de l'action moyenne d'un processus.

Mais la diminution et l'augmentation en-deçà et

au-delà de cette moyenne donnent-elles une explication suffisante de tous les dérangemens dont la machine animale est passible?

S'il ne s'agissait que d'un seul appareil ou d'une seule fonction, comme de pousser du sang avec le ventricule gauche, pour le faire revenir à l'oreillette du même côté, les principes de Brown me paraîtraient applicables dans toute leur étendue à ce mécanisme simple; en supposant qu'un certain degré de mouvement fût absolument nécessaire pour produire l'effet indiqué, on ne pourrait concevoir d'autre dérangement, le fluide restant le même, qu'un mouvement irrégulier trop rapide ou trop lent.

Mais dans une machine composée de divers organes, dont l'action se soutient, se balance et se contrarie, où chaque organe est composé à son tour de plusieurs systèmes de nerfs et de vaisseaux, dont les uns importent, tandis que les autres exportent, ou en d'autres termes dont les uns agissent dans un sens opposé aux autres, tantôt simultanément, tantôt en alternant d'un cours continu ou intermittent, peut-on croire, dis-je, que dans une telle machine le plus ou moins de mouvement considéré d'une manière générale expliquera l'action normale, et le dérangement des diverses parties ou appareils dont le mécanisme entier est composé?

Il n'y a, certes, nulle apparence, et l'on conçoit distinctement le vice du système de Brown; si l'on veut, au contraire, étudier l'excitation dans les différens systèmes de nerfs et de vaisseaux, on fait l'application du principe général à une combinaison de systèmes d'appareils dont le jeu compliqué produit une infinité de phénomènes variés et souvent opposés. Dans ce sens, les mots sthénie et asthénie, ne s'appliquant plus à l'augmentation ou à la diminution de la totalité de la machine, en-deçà ou au-delà d'un terme moyen, expriment seulement l'état d'un ou de plusieurs appareils relativement à celui des autres, ce qui fait une grande différence.

Je ne sais pourquoi la Société de médecine a élevé cette difficulté inattendue; car, depuis l'origine de l'art, on a généralement reconnu un état de faiblesse primitif, tous les traités de médecine et de pharmacologie en font foi : ce qui est ajouté dans le dernier programme : « Que cette question est trop importante « dans l'état actuel de la science, » me fait croire que, si la société attache une si grande importance à la solution de ladite question, c'est que l'école physiologique dont elle fait partie prétend que toutes les maladies proviennent de l'irritation, c'est-à-dire d'un état considéré comme opposé à celui d'asthénie direct ou primitif; et en effet, dans cette conception, il est difficile de comprendre de quelle manière cet état pourrait avoir lieu, c'est-à-dire comment l'irritation pourrait exister avec l'asthénie, car c'est le nœud de la difficulté, le seul motif de la question. Dans le système de Brown, au contraire, rien n'embarrasse : l'auteur reconnaît que la vie consiste dans l'excitement; et, en établissant un terme moyen qui constitue la santé, les états en-deçà et au-delà se conçoivent bien distinctement, cette forme est vraiment systématique, et si les phénomènes des maladies asthéniques se manifestaient par une diminution de mouvement, la théorie se trouverait d'accord avec l'expérience, mais c'est malheureusement ce qui n'a pas lieu; cependant, dans l'une et l'autre doctrine, on admet les deux états de sthénie et d'asthénie, parce qu'on est forcé de l'admettre puisque la conception comprend ces deux formes. Il est vrai que le médecin écossais et l'auteur de la doctrine physiologique sont peu d'accord sur la fréquence de ces états, puisque le premier établissait la proportion des maladies asthéniques aux sthéniques, comme 97 à 3; tandis que le second, sans s'exprimer aussi catégoriquement, donne lieu de supposer qu'il l'estime comme 3 à 97. Il serait cependant bon de savoir à quoi s'en tenir; des contradictions aussi évidentes pourraient discréditer la médecine, si la crainte de la mort et l'espoir de la guérison ne privaient les malades de jugement et de réflexion.

Avant de produire sa propre doctrine, M. Broussais fait aussi l'examen du système de Brown. Voulant établir que l'irritation et l'inflammation forment l'essence de toutes les maladies, il devait combattre l'asthénie, et démontrer qu'elle n'est pas la cause protochartique des maladies (1); il observe en effet très-judicieusement que si la diminution de l'exci-

(1) *Voy.* premier examen.

tement a lieu par degrés insensibles, toutes les fonctions languissent, sans que l'individu soit cependant malade, dans l'acception ordinaire du mot.

M. Broussais pouvait, avec autant de justesse, faire la même remarque au sujet de la sthénie, la position est la même; on peut, par degrés insensibles, porter l'excitement à un point très-élevé, sans qu'il survienne de maladies ou dérangemens, la machine va plus fort, s'use peut-être plus vite, et voilà tout; mais c'est assez pour prouver que la force et la faiblesse considérées dans l'ensemble de la machine ne forment pas l'essence des maladies; car, dans les deux cas supposés, ce serait admettre des causes sans effet, ce qui ne peut être. Ces objections ont évidemment la même force contre la doctrine de Brown et celle de l'irritation, et doivent faire sentir que les principes sur lesquels elles se fondent, conçus dans un sens aussi général, ne peuvent donner une raison suffisante des dérangemens de la machine animale.

Puisque M. Broussais avait cru voir dans l'irritation la cause formelle des maladies, il devait déterminer avec précision en quoi consistait l'irritation (1); s'il l'eût fait, il eût évité aux partisans et aux adversaires de sa doctrine la perte de beaucoup de temps, d'encre et de papier; il ne faut jamais oublier que ces existences sont des conceptions pures de l'entendement humain, que si elles sont vagues et mal déter-

---

(1) Il l'a fait autant qu'il lui a été possible dans son dernier traité de l'*Irritation et de la Folie*.

minées, on retrouve inévitablement, dans toutes les parties, quelque chose d'obscur qui embarrasse le jugement et fatigue l'esprit. Je répète donc qu'après avoir examiné avec la plus grande attention les développemens que l'auteur de la doctrine physiologiste a donnés à ses propres idées, je juge que l'irritation correspond à la diathèse sthénique de Brown, lorsque cette diathèse a déjà dépassé les bornes de la prédisposition, et n'est pas encore parvenue à l'inflammation, qui est son degré le plus élevé.

L'irritation est, comme la sthénie, un état identique dans un système unique, on dirait presque un tissu homogène (1), ne différant que par des degrés.

Si l'on conçoit très-bien, dans le système de l'excitabilité, l'existence d'un état asthénique direct ou primitif, par l'établissement d'un terme moyen qui constitue l'état normal ou de santé, il est très-difficile, dans la doctrine physiologique, de se faire une idée de l'état d'abirritation; pour estimer toute cette difficulté, il faut voir les efforts que fait l'auteur pour expliquer comment le défaut d'excitation produit des maladies abirritatives (2), et ensuite des maladies irritatives (3).

L'auteur commence par démontrer la nécessité absolue de l'excitement pour l'entretien de la vie; il examine l'action de l'oxigène, du calorique, de l'élec-

---

(1) L'auteur a un peu modifié ses idées dans l'ouvrage cité.

(2) *Voy.* page 264, ouvr. cit.

(3) Section 2, page 273 et suiv.

tricité sur la substance nerveuse; il prouve que ce processus, éminemment vital ou premier mobile, ne peut être interrompu sans causer la mort, et ne peut être ralenti sans affaiblir toutes les autres actions.

Passant à l'excitation des alimens sur l'estomac et les nerfs, à l'action qu'elle exerce ensuite sur toutes les autres parties par la nutrition ou le remplacement des molécules absorbées, il reconnaît que si cette excitation vient à manquer, il doit se faire dans l'économie des changemens qui la conduisent à l'état morbide, que la langueur des forces étant ajoutée au malaise, résultant de la privation d'un stimulant nécessaire, l'irritation se joint à la diminution des matériaux pour précipiter la mort.

Voilà donc l'irritation, produit ordinaire d'un surcroît d'excitement, qui se développe d'une manière inattendue par la langueur des forces.

De telles explications sont pour moi une preuve évidente d'un système défectueux.

« La soustraction du sang et des humeurs est également cause de l'excitation, et de plusieurs états « morbides qui en dépendent; si cette soustraction « est rapide, la nature se révolte et l'irritation se « développe; cette révolte de la nature ressemble « beaucoup à la colère de l'archée; en d'autres termes « et sans figure, partout où la matière nerveuse man« que de ses excitans normaux elle contracte, si elle « ne perd pas d'abord l'état de vie, un mode d'excita« tion anormale. »

Je note ici l'introduction de l'excitation anormale.

L'auteur a donc senti l'impossibilité d'expliquer, par ses premiers principes, les maladies abirritatives, puisqu'il est obligé d'en créer un nouveau qui est l'irritation anormale; création qui établit une opposition directe entre la doctrine et le système de l'excitabilité, la rapproche de ces anciennes doctrines qui admettaient autant d'espèces d'irritations différentes que de maladies.

Je poursuis le développement de ces idées dans la section suivante, celle qui doit expliquer comment le défaut d'excitation produit les maladies irritatives.

L'auteur explique de nouveau comment le défaut d'excitation des organes vitaux fait cesser le mouvement et produit la mort. Mais, ajoute-t-il, « lorsque « la soustraction d'une excitation, comme celle du « calorique, par exemple, n'a lieu que d'une manière « incompatible, l'excitabilité n'est pas détruite, elle « est plutôt augmentée. Comment cela? Et la réac-« tion développe dans le tissu de la peau, ou dans « celui d'un organe, une excitation qui dépasse le « degré normal, et pour cela même se convertit en « irritation. ».

Cette explication ressort très-conséquemment des principes de Brown, puisque dans ce système l'excitabilité augmentée est synonyme de faiblesse; mais, dans la doctrine physiologique, je ne la comprends plus, parce que l'irritation semble synonyme de force, et l'on ne conçoit pas, par ce qui a été exposé, comment la réaction développerait la force, tandis que l'action a lieu dans la faiblesse.

L'auteur dit bien que, dans l'irritation gastrique des affamés, il se fait inervation sur l'estomac, mais la chose n'en devient pas plus claire; la théorie ne se trouve nullement d'accord avec les phénomènes; il admet bien le défaut d'irritation comme cause d'irritation, mais il ne peut réaliser l'idée d'une maladie abirritative ou asthénique. Voilà, sans doute, pourquoi la Société de médecine a demandé s'il existait un état asthénique primitif.

Les lecteurs qui n'auraient pas suivi avec une grande attention l'enchaînement de mes idées seraient peut-être tentés de me demander à quoi tendent tous ces détours et ces examens? Que fait à une question aussi simple le système du docteur Brown, ou la doctrine de M. Broussais? Prouvez, me dira-t-on, qu'il existe ou qu'il n'existe pas un état asthénique primitif, et que votre preuve résulte d'observations cliniques, ainsi que l'exige la Société de médecine. Je réponds qu'il est impossible de prouver de cette manière sans fausser les règles du raisonnement; que la question est loin d'être aussi simple qu'elle le paraît, qu'elle est faite dans une hypothèse donnée, et ne peut être résolue par des observations, s'il n'est prouvé avant tout qu'elle repose sur un fond réel et solide; un état asthénique est évidemment une idée abstraite, de l'espèce de celles qui font partie d'une conception de l'entendement. Mais de quelle conception est-elle abstraite? On pourrait croire qu'elle est abstraite de la conception de Brown, puisque Brown a le premier employé ce mot d'asthénie, et lui a donné une signification précise et systématique; car je soutiens qu'il n'est permis à aucun particulier, et encore moins à une société savante, qui doit donner le bon exemple, de changer la valeur des mots.

L'édifice devait s'élever jusqu'au ciel, mais la confusion des langues interrompit brusquement l'ouvrage.

En raisonnant d'après les règles, j'ai dû prendre les mots d'état asthénique primitif ou direct dans le même sens que l'auteur de ces mots; examiner ensuite, ainsi que je l'ai fait, les fondemens du système; après avoir reconnu qu'ils reposaient sur une conception défectueuse par sa trop grande généralité, j'ai dû conclure rigoureusement qu'il n'existait point d'état asthénique direct; la réponse était donnée: mais j'ajouterai que la conception de cet état, telle qu'elle existait dans l'esprit de Brown, se trouve en opposition avec les faits; dans cette conception l'action ou le mouvement devrait, par une conséquence naturelle, être notoirement diminué, tandis que dans la généralité des cas, il est au contraire augmenté, en appliquant les lois de l'excitabilité à la généralité de l'animal, comme faisant un système unique.

Brown a fait une application vicieuse de son principe et a péché contre l'analyse; il n'est donc pas étonnant que sa conception n'ait pu se réaliser et se trouver d'accord avec les faits; mais comme un idéal, son système est très-bien construit, et si cet auteur a rêvé (1), il a rêvé comme un homme de génie.

Si l'on fait bien attention aux vices formels que j'ai découverts dans le système de Brown, et à l'opposition véritable qui existe entre la théorie et les faits, on concevra les raisons qui ont porté M. Broussais à modifier le système en question, ainsi qu'on le voit dans la doctrine dite physiologique. On concevra pourquoi l'auteur voit partout de l'irritation, et ne peut produire un modèle d'abirritation. On ne peut disconvenir en effet que les phénomènes apparens de presque toutes les maladies aiguës ne se rapportent à l'irritation ou à l'action augmentée de telle ou telle partie; aussi l'auteur voit-il partout de l'irritation, et en cela il voit très-bien; mais il ne peut concevoir l'asthénie que comme un état antécédent qui, n'existant plus lorsque l'irritation est patente, ne peut être observé dans les maladies. On était cependant forcé d'admettre deux états, car si l'on ne perd pas de vue le principe, je veux dire que la vie consiste dans l'excitation; on sent invinciblement qu'il faut admettre l'abirritation et l'irritation, parce que le processus peut pécher en moins comme en plus; si les phénomènes sont en opposition, la théorie est donc vicieuse ou les apparences trompeuses?

Quand on a demandé s'il existait ou s'il n'existait pas un état asthénique primitif, on ne considérait donc pas cet état sous le point de vue systématique, car dans le système de Brown et dans la doctrine

(1) De l'irritation et de la folie.

on est invinciblement forcé de l'admettre, parce que l'idée d'un tel état est renfermée dans les principes sur lesquels les doctrines sont fondées.

La vie consiste dans l'excitation, il y a un terme moyen qui constitue la santé; en-deçà c'est asthénie ou abirritation, au-delà sthénie ou irritation. Si vous admettez cela, il est inutile de demander s'il existe un état asthénique primitif. J'imagine que les auteurs répondront : Nous nous embarrassons fort peu des idées systématiques, si ces idées ne peuvent se réaliser et se trouver d'accord avec les faits; nous voyons très-bien que les symptômes de presque toutes les maladies sont des symptômes d'irritation; nous concevons assez bien, par l'idée que nous avons de la fatigue, que les actions augmentées doivent finir par diminuer et produire un état que nous appelons asthénique secondaire : telle était l'idée de l'auteur de la question; mais qu'un état asthénique primitif se manifeste par l'irritation, c'est ce que nous ne pouvons comprendre, à raison de l'opposition qui existe dans notre esprit entre deux idées, et parce que l'auteur de la doctrine n'a pu jusqu'à présent lever ces difficultés.

Je dis donc que cette difficulté a sa source dans le vice de votre conception même; vous ne pouvez opposer que vous vous embarrassez peu des idées systématiques, parce que votre question repose sur une idée toute systématique, qu'elle ne peut reposer sur un autre fond je soutiens que cette idée systématique est celle de Brown, parce qu'en effet vous n'en avez pas imaginé d'autre. Irritation et abirritation équivalent à sthénie et à asthénie : dès que vous appliquez le principe d'excitation à la machine animale comme formant un tout dont le dérangement consiste en plus ou moins, vous tournez dans un cercle vicieux et vous y tournerez sans cesse, toutes vos propositions seront insolubles, et vos questions de vrais non-sens. Je sais qu'un grand nombre de médecins fort estimables pensent sérieusement que la théorie médicale repose enfin sur des bases fixes, et qu'il ne s'agit plus que d'amasser un grand nombre d'observations pour lui donner le degré de perfection dont elle est susceptible. Je déclare que je ne puis partager cette opinion, j'en ai donné des raisons que je crois péremptoires; cette théorie péchant dans la forme et la conception même, toutes les observations du monde, à moins qu'elles ne soient faites exprès, ne pourront concorder avec elle et lui donner la réalité. Je conçois très-bien qu'on peut prouver par des faits et des expériences qu'il n'existe pas d'état asthénique primitif; il est indubitable qu'on peut prouver, par d'autres faits tout aussi concluans, qu'un tel état existe; que n'a-t-on pas prouvé de cette manière? On a prouvé que les mêmes constitutions atmosphériques ramenaient nécessairement les mêmes affections, que l'abondance et l'altération des humeurs produisaient toutes les maladies; plus tard que c'était le spasme et l'ataxie; on a prouvé par des observations qui devaient servir de modèle aux races futures qu'il existait des fièvres adynamiques, ataxiques bilieus s, et mille autres choses qu'il est inutile de répéter à des médecins. Cependant le sort de tant d'hypothèses ne paraît avoir inspiré aucune défiance sur la valeur d'une telle preuve; on semble croire que la vérité est renfermée dans les faits, tandis qu'elle est évidemment dans l'entendement; à l'exception de quelques faits extraordinaires, toutes les observations ont été faites pour vérifier quelque présomption ou soutenir quelque opinion préconçue.

Les plus anciennes observations, celles d'Hippocrate, avaient certainement pour but d'examiner comment la nature guérit les maladies; et on reconnaît déjà cette conception qu'elle guérit par des crises, des efforts, des évacuations de matières nuisibles, etc. Oui, certains faits dans des têtes spécialement organisées font naître des conceptions de cause et d'effets qui établissent les théories; ces théories doivent trouver leur preuve dans l'expérience; mais si la conception pèche dans sa forme, si elle est construite sur de faux principes, c'est par le raisonnement seul qu'on doit le démontrer; l'observation est dans ce cas de nulle valeur, et ne peut servir de preuve pour ou contre; cependant tous les jours on voit faire en médecine des erreurs de ce genre, on demande à l'observation des preuves qui ne sont nullement de son ressort. On semble croire que l'observation consiste à écrire des histoires telles quelles de maladies, et que ces histoires fournissent des preuves de la vérité de tel ou tel système, tandis que l'auteur ne fait que tirer des épreuves plus ou moins multipliées des idées systématiques qui sont déjà dans son entendement.

Je suis convaincu que rien n'est plus difficile que de bien observer, qu'il faut pour réussir dans cet art un génie particulier dont très-peu de personnes sont douées, et que toutes ces observations vulgaires et renouvelées sans cesse sont, pour l'objet dont il s'agit, de la même valeur que ces feuilles desséchées qui deviennent chaque automne le jouet des vents.

La Société ne pouvait donc poser la question dont il s'agit sans s'expliquer sur le système de Brown, dont elle empruntait un terme fondamental; elle ne pouvait faire cette question dans la doctrine physiologique sans réfuter cette même doctrine, parce qu'elle est fondée nécessairement, ainsi que le système de Brown, sur la conception de deux états, dont un, l'asthénie ou l'abirritation primitive, se trouve remis en question. Il s'agissait donc de faire un nouveau système, entreprise difficile qui devait être expressément déterminée; elle demandait à l'observation des preuves qui ne sont nullement de son ressort, parce que les faits ne prouvent rien par eux-mêmes; à la vérité, les faits développent dans certaines têtes des conceptions de cause et d'effet que l'on appelle systématiques, qui les expliquent aussi *à priori* d'une manière plus ou moins exacte, selon que ces conceptions elles-mêmes approchent plus ou moins de la vérité ou de la perfection. Le raisonnement a comme l'arithmétique des règles sévères dont il est impossible de s'écarter sans tomber dans l'erreur; celui qui fait une question doit posséder parfaitement le sujet, en connaître toutes les conséquences.

J'ai démontré que le système de Brown avait une forme véritablement systématique par l'établissement d'un terme moyen, mais qu'il ne pouvait se trouver d'accord avec l'expérience, parce que, sans distinguer les divers systèmes qui composent la machine animale, il la considère comme un tout homogène, ce qui est évidemment contraire à la vérité.

En laissant de côté le terme moyen, la doctrine physiologique n'a pas conservé la forme systématique, elle ne peut rendre raison des maladies abirritatives qui existent véritablement, mais contrarient le système ou la conception.

Imprimerie de Marchand Du Breuil, rue de la Harpe, n. 80.

www.ingramcontent.com/pod-product-compliance
Ingram Content Group UK Ltd.
Pitfield, Milton Keynes, MK11 3LW, UK
UKHW021046260726
13994UKWH00005B/2376

9 782329 090702